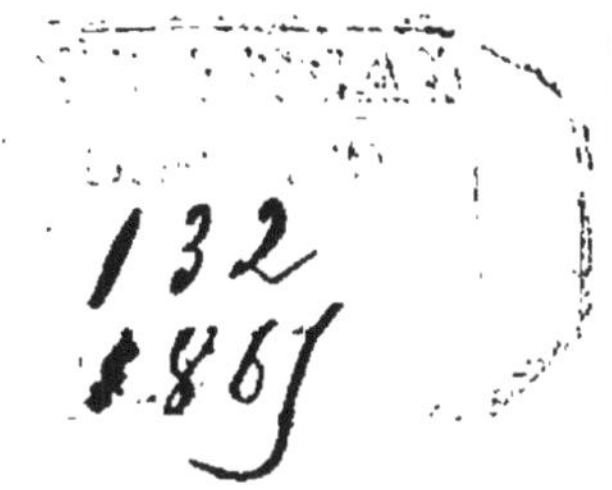

EAUX MINÉRALES

DE

VITTEL

(VOSGES).

EAUX MINÉRALES

DE

VITTEL

(VOSGES).

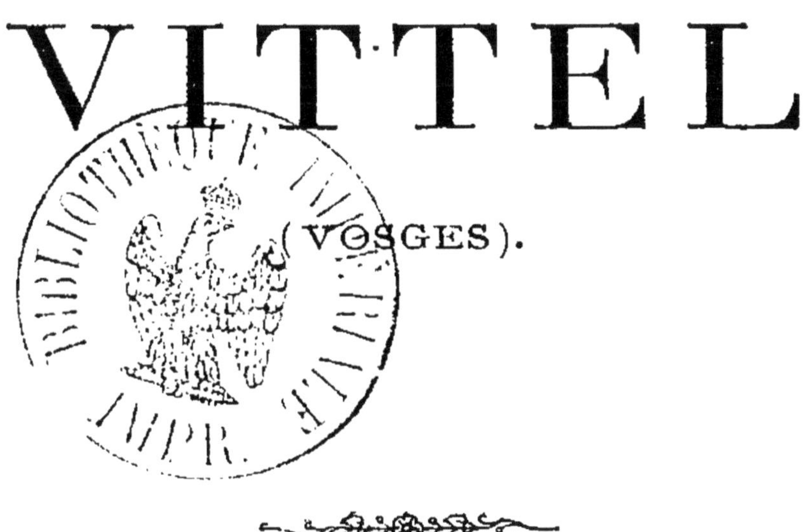

PARIS,

CHEZ HACHETTE, LIBRAIRE,

Boulevard Saint-Germain, 77.

—

1865

EAUX MINÉRALES

DE

VITTEL

(Vosges).

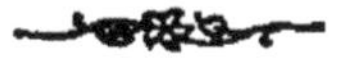

Parmi les nombreuses Sources minérales qui jaillissent dans le parc de l'éta-
blissement, trois seulement sont utilisées
au point de vue médicinal. Ce sont : la
Grande Source, la *Source Marie* et la *Source*

des Demoiselles, dont voici la composition chimique :

GRANDE SOURCE (Diurétique)

CONTIENT PAR LITRE D'EAU :

Acide carbonique libre. . .   1/10me du vol.
Bicarbonate de chaux. 0ᵉ185
Bicarbonate de Magnésie.. . . . . ·⎫
    Id.   de soude. . . . . . .⎬ 0,079
    Id.   de protoxyde de fer, avec
           manganèse (*indices*). . 0,010
Chlorures de sodium (*peu*).. . . . ·⎱ 0,220
    Id.   de magnésie. . . . . .⎰
Silice , alumine , phosphate cal-
   caire, sel de potasse et ammo-
   niacal.. . . . .
Iodure (*indices*), principe arse-
   nical. 0,047
Matière organique de l'humus.. . . .
Sulfate (supposé *anhydre*) de chaux.. 0,440
       Id.   de magnésie. . 0,432
       Id.   de soude.. . . . 0,326
       Id.   de strontiane.. . (*traces*).

                            1ᵉ739^{m}

SOURCE MARIE (Laxative).

Eau magnésienne sodique.

CONTIENT PAR LITRE D'EAU :

	Grammes.
Acide carbonique libre.	*fort peu.*
Bicarbonate de chaux. . . . . . . } Id. de magnésie. . . . . . }	0,310
Sulfate (supposé *anhydre*) de chaux..	1,100
Id. de magnésie.	1,020
Id. de soude..	0,350
Chlorures alcalins et terreux.. . . .	0,100
Silice, alumine. . . . . } Phosphate.. . . . . } Oxyde de fer (*traces*). . . . . . } Matières organiques de l'humus.. .}	0,400
	3,280

SOURCE DES DEMOISELLES.

Eau ferrugineuse bicarbonatée et crénatée.

CONTIENT PAR LITRE D'EAU :

	Grammes.
Acide carbonique libre, par litre. . .	0,080
Bicarbonate de chaux. . . . . — de magnésie.	0,730
Bicarbonate de protoxyde de fer avec crénate et manganèse.	0,041
Sulfate (supposé *anhydre*) de chaux. .	0,440
Id. Id. de magnésie.. Id. Id. de soude. . .	0,610
Silice, alumine, phosphate, iode et principe arsenical (*indices*). . . . Matières organiques de l'humus. . .	0,480
	2,381

La Grande Source a une grande analogie de composition chimique et d'effets thérapeutiques avec l'Eau de Contrexéville. Elle est employée dans les mêmes états maladifs. Mais comme elle contient plus de magnésie et moins de chaux,

Vittel. . . . . . {Sels de chaux. . . . 0ᵍ625 / Sels magnésiens. . . 0,731

Contrexéville.. {Sels de chaux.. . . 1 815 / Sels magnésiens. . . 0,450

(Analyse de l'Académie de médecine).

elle est d'une digestion beaucoup plus facile, d'une tolérance parfaite aux doses les plus élevées, et convient admirablement au traitement des dispepsies et de toutes les *maladies d'estomac*.

Elle est prescrite avec un succès constant, dans la *gravelle*, le *catarrhe de vessie*, les *rétrécissements de l'urètre*, les affections si diverses des *reins*, de la *prostate*, de tous les *organes génito-urinaires* ; surtout dans la *goutte*, soit qu'à l'état aigu elle se manifeste par des accès, soit que, par suite de l'abus des eaux de Vichy (1), des bicarbonates ou des évacuants, elle se soit transformée en goutte atonique, en *podagre.*

La SOURCE MARIE est indiquée dans toutes les *maladies du foie, hypertrophie, sécrétion exagérée de la bile, calculs biliaires,* dans les *engorgements généraux des organes de la digestion;* dans les *congestions vers la tête,* la *constipation,* les *hémorroïdes,* et dans tous les cas où il importe de régulariser les selles en les rendant plus nombreuses et plus faciles.

« Les Eaux purgatives de Vittel ont des

(1) Dans une de ses dernières leçons sur la goutte, M. le professeur Trousseau, après avoir dit qu'il n'existe pas dans le monde de médication plus dangereuse pour la goutte que les eaux de Vals, Vichy et Carisbad, ajoute :

« J'ai certainement vu pour ma part plus de cinq cents » goutteux ayant été à Vichy et s'en étant tous horriblement » mal trouvés.... » Il ajoute que *le médecin le plus occupé de Vichy* lui a dit que la saturation alcaline lui apparaissait comme une expression phénoménale d'une très-haute gravité, capable de tuer en provoquant inopinément l'apparition d'une goutte atonique et viscérale. — « Que d'exemples semblables n'a-t-il pas vus ! » dit-il en terminant.

« propriétés thérapeutiques particulières,
» qui les distinguent des purgations phar-
» maceutiques. Elles sont éminemment
» laxatives et relâchantes, mais par de-
» grés, jour par jour, sans perturbation
» violente et par conséquent passagère,
» et avec une action soûtenue comme
» l'exigent les affections chroniques de
» l'abdomen. » (*Gazette des hôpitaux.*)

« Les militaires venant de Crimée,
» convalescents de typhus, de scorbut et
» d'engorgements du foie, de la rate, de
» la veine-porte, ou atteints d'hémorroï-
» des, chez lesquels les Eaux de Bour-
» bonne étaient contre-indiquées, se sont
» admirablement trouvés des Eaux ma-
» gnésiennes de Vittel à l'intérieur, pen-
» dant l'usage externe des bains et des
» douches de Bourbonne. C'est un traite-
» ment que j'appelle ici médication mixte.

» Les Eaux de Vittel transportées sont
» parfaitement tolérées par l'estomac. »
(Docteur Cabrol, médecin en chef de l'hô-
pital militaire de Bourbonne-les-Bains.)

La Source des Demoiselles est appliquée au traitement de la *chlorose,* de *l'anémie,* des *pâles couleurs,* des *suppressions,* de *l'affaiblissement constitutionnel.*

« Cette source doit, sans contredit, être placée au premier rang dans le traitement de l'anémie, de l'affaiblissement constitutionnel, des suppressions ou des irrégularités de menstruation, des affections chlorotiques, etc. La présence du *fer,* du *manganèse* et de *l'iode* dans ces Eaux, dit assez quel doit être leurs succès dans ces sortes d'affections. Nous nous bornerons à faire remarquer que, par une heureuse combinaison, la nature a corrigé ici, par la juxtaposition des sels magnésiens, les effets trop astringents et échauffants reprochés, à juste titre, à certaines eaux ferrugineuses. » (Docteur Vincent Duval, ancien inspecteur des Eaux minérales de Plombières.)

Combien de jeunes filles, en effet, combien de personnes dont le sang était appauvri et qui languissaient dans un état d'affaiblissement constitutionnel, sont revenues à une santé brillante en voyant se régulariser toutes leurs fonctions sous l'influence de l'usage de ces Eaux !

—

Le mode d'action des Eaux minérales est encore bien obscur, et il serait souvent bien difficile d'induire de leur composition chimique leur efficacité dans telle ou telle maladie, si l'expérience ne venait éclairer le médecin et le malade.

Aussi, sans entrer dans des considérations théoriques qui seraient déplacées dans cet opuscule, nous nous bornerons à citer des faits et à résumer en tableau les observations qu'a recueillies, pendant les quatre dernières années, M. le docteur Patézon, médecin inspecteur, et qui, à trois reprises, ont valu à son auteur des récompenses académiques.

TABLEAU DES PRINCIPALES MALADIES

TRAITÉES AUX EAUX MINÉRALES DE **VITTEL** PENDANT LES ANNÉES 1860 A 1863.

MALADIES.	NOMBRE des MALADES.	GUÉRIS.	AMÉLIORÉS.	INSUCCÈS.
Goutte.	263	72	187	4
Rhumatisme goutteux.	28	6	17	5
Rhumatismes.	6	»	»	6
Néphrite, sans apparence de graviers.	14	»	5	9
Cistyte chronique et catarrhe vésical.	38	4	26	8
Dysurie.	21	15	4	2
Gravelle.	189	76	108	5
Albuminurie.	7	2	5	»
Paralysies et congestions vers la tête.	12	3	7	2
Hémorroïdes.	22	»	22	»
Constipation.	74	23	46	»
Obésité.	9	»	2	7
Dyspepsies ou autres maladies d'estomac.	122	59	44	19
Alcoolisme.	10	1	3	6
Maladies du foie.	64	38	26	»
Chlorose.	18	10	6	2
Anémie.	91	63	21	7
Suppressions, retards, irrégularités de la menstruation.	52	42	10	»
Anémie à la suite de fièvres typhoïdes ou autres maladies.	12	12	»	»
Calculs vésicaux avant l'opération.	3	»	»	3
Après l'opération.	7	7	»	»
Rétrécissements.	82	29	44	9
Squirres ou cancers de l'estomac ou des organes génito-urinaires.	7	»	»	7

De même que dans la plupart des cas une première saison a apporté une amélioration notable dans l'état des malades, de même il a fallu le plus souvent insister sur la cure hydrominérale pour obtenir une guérison complète.

Pour la goutte et la gravelle, nous portons à la colonne des guérisons les cas dans lesquels les malades, après une ou plusieurs saisons à Vittel, n'ont plus éprouvé d'accès de goutte ou n'ont plus eu de graviers, et dont la constitution souvent délabrée s'est complétement reconstituée. Un assez grand nombre de ces malades avaient vainement fréquenté d'autres Eaux analogues avant de se rendre à Vittel. Il est évident, que dans ces cas et dans le plus grand nombre des améliorations, l'action des Eaux s'est attaquée à la diathèse goutteuse et graveleuse.

Dans quelques cas cependant la diathèse graveleuse s'est montrée entièrement rebelle, mais il s'est alors produit un phénomène assez remarquable, c'est l'absence complète de toute douleur lors du passage des graviers du rein dans la vessie et lors de leur expulsion. Un des types les plus remarquables de cet effet de l'Eau de Vittel est celui d'un malade qui a eu dix-huit coliques néphrétiques, qui a vainement fréquenté toutes les Eaux françaises pendant huit ans sans éprouver le moindre soulagement, et qui, depuis six ans qu'il fait usage des Eaux de Vittel, rend tous les ans trois ou quatre graviers couverts d'aspérités, sans éprouver la moindre douleur de leur passage du rein dans la vessie. On conviendra que, réduite à ces termes, la maladie est bien peu de chose.

DE L'EMPLOI DES EAUX DE VITTEL.

Les Eaux de Vittel se boivent à la source, le matin, à la dose de deux ou trois verres que l'on élève progressivement à dix ou douze, pour les ramener à la fin de la cure à trois ou quatre verres. La cure dure de vingt à vingt-quatre jours.

Certains malades ne font qu'une demi-saison. Si ce mode de traitement peut suffire dans quelques indispositions légères, il est complétement insuffisant dans les maladies sérieuses.

Il est bon de se préparer à la cure, en buvant chez soi avant de se rendre à Vittel un certain nombre de bouteilles ; et il est indispensable, après la saison, de boire dans le courant de l'année une certaine quantité d'Eau. On comprend que dans les maladies chroniques, les organes doivent être maintenus longtemps sous l'action médicamenteuse des Eaux pour recouvrer leur fonctionnement régulier.

Quelques malades prennent chez eux une saison régulière tous les trois mois. D'autres boivent de l'eau pendant dix jours tous les mois. Ce dernier mode nous a paru préférable.

Dans ce cas, l'on doit boire une bouteille d'Eau à jeun le matin, et une bouteille à ses repas, en ayant soin d'en réserver un verre que l'on boira le soir en se couchant. Nous recommandons particulièrement le verre du soir pris après la digestion du dîner.

Quand on se sent menacé d'une crise néphrétique ou d'une attaque de goutte, l'on doit se mettre immédiatement à l'usage de l'Eau de Vittel, et en faire sa boisson ordinaire. Sous son influence, les graviers sont éliminés plus vite et avec beaucoup moins de douleur et les attaques de goutte sont singulièrement amoindries.

La température des Eaux de Vittel étant à la source d'environ 11 degrés, nous recommandons d'élever pendant l'hiver à ce degré la température de l'eau, avant de la boire le matin et le soir. Le froid glacial que l'on éprouverait en buvant l'eau à une température trop basse nuirait à son action. Il faut la trouver agréable à boire.

EAUX DE VITTEL

TRANSPORTÉES.

Les Eaux de Vittel se conservent admirablement bien, et leurs principes conservent au loin leurs principales propriétés.

Cette phrase paraît stéréotipée à l'usage de toutes les Eaux minérales, et on la voit figurer dans toutes les annonces et réclames. Aussi nous engageons les personnes qui ont à faire usage des Eaux de Vittel transportées ou d'autres Eaux analogues, à consulter sur leur conservation, après le transport, les différents auteurs qui ont écrit sur l'hydrologie.

Elles pourront ainsi s'assurer, en dehors des allégations des différents propriétaires de sources, que les Eaux de

Vittel transportées se conservent parfaitement, alors que dans les mêmes ouvrages, les auteurs constatent que les Eaux similaires perdent à peu près toutes leurs propriétés.

Traité thérapeutique des Eaux minérales de France et de l'Etranger dans les maladies chroniques, par Durand FARDEL.

Dictionnaire des Eaux minérales et d'Hydrologie médicale, par LEBRET et LEFORT.

Dictionnaire universel de matière médicale et de Thérapeutique générale, par MÉRAT et DE LENS.

Ouvrage sur les Eaux minérales, par PATISSIER.

Ouvrages sur les Eaux minérales de la France et de l'Etranger, par Constantin James, etc., etc.

Nous ajouterons qu'en dehors des grands ouvrages d'hydrologie, *tous* les auteurs qui ont écrit sur Vittel constatent aussi la parfaite conservation des

Eaux après le transport. Cette précieuse propriété est attribuée à la constitution intime de l'Eau et aux soins que l'on apporte à l'embouteillage. Enfin M. le Dr Scouttetten, dans son grand ouvrage sur l'électricité des Eaux minérales, constate que, sous l'action de la pile, le gaz acide carbonique se dégage beaucoup moins vite dans les Eaux de Vittel que dans celles de Contrexéville, Vichy, etc. On comprend combien cette fixité du gaz acide carbonique, qui maintient la solution et la combinaison des principes minéralisateurs, doit contribuer à la conservation des principes curatifs, loin de la Source.

Cette propriété des Eaux de Vittel les a fait adopter par S. Ex. M. le ministre de la guerre, sur l'avis du Conseil de santé des armées, pour le service des hôpitaux militaires.

SAISON

DES

EAUX DE VITTEL.

La saison des Eaux , des Bains et des Douches commence, à Vittel, le 15 mai et se continue jusqu'à la fin de septembre.

ÉTABLISSEMENT

DES

EAUX DE VITTEL.

L'Etablissement se compose des pavillons des sources, des bains, d'une belle galerie fermée pour la promenade, d'un salon chauffé, d'un magnifique hôtel et d'un beau parc d'environ douze hectares, traversé sur une longueur de plus d'un demi kilomètre par la rivière du Vair.

Il est à six cents mètres du bourg, sur une éminence dominant une magnifique vallée de prairies d'un kilomètre de large. A trois cents mètres de l'Etablissement, est une belle forêt ; les montagnes qui encadrent la vallée sont couronnées de bois.

Au point de vue des charmes du site et de l'hygiène, on ne peut trouver une station plus favorisée, et, tandis que presque toutes les Eaux minérales jaillissent dans des vallées étroites, humides et froides le soir et le matin, Vittel, recevant dans son vaste bassin les premiers et les derniers rayons du soleil, est entièrement à l'abri de cette humidité si malfaisante pour tant de malades.

Un maître d'hôtel, du *Grand Hôtel* de Paris, vient tous les ans tenir l'hôtel de l'Etablissement, où l'on trouve tous les soins et tout le confort désirables.

Un vaste salon réunit tous les soirs les personnes qui fréquentent les Eaux. Un billard et une grande quantité de journaux y sont à la disposition des personnes logées à l'hôtel.

On trouve dans le bourg des hôtels plus modestes et des chambres meublées.

4.

ITINÉRAIRE

DES

EAUX DE VITTEL.

On se rend à Vittel par les stations de CHARMES, ligne de Nancy à Epinal, et de LA FERTÉ-BOURBONNE, ligne de Paris à Mulhouse. On trouve à ces stations un bon service d'omnibus et de diligences, ainsi que des voitures à volonté très convenables.

PRIX DES EAUX

DES BAINS ET DE L'HOTEL.

La Saison de 20 à 24 jours. . . . 20 fr. »
La demi-Saison.. 10   »
Chaque douche ou bain simple.. .   1   25
6 bains ou douches par abonnement.   6   »
Eaux expédiées par caisses de 30 ou
   50 bouteilles, la bouteille.. . .   »   60 5
Hôtel, nourriture et logement, d'a-
   près les appartements , de. . .   7 à 10 fr.
   par jour. Modération de prix du 15 mai à la
   fin de juin, et du 15 août à la fin de septembre.

RENSEIGNEMENTS.

Les personnes qui désirent avoir des Eaux de Vittel doivent adresser leurs demandes : *Au Régisseur de l'Etablissement des eaux minérales à Vittel (Vosges).*

Le dépôt général des Eaux de Vittel, à Paris, est Boulevard Montmartre, 22, dans les magasins de la Compagnie fermière de Vichy.

On les trouve en province dans toutes les succursales de la Compagnie de Vichy.

On les trouve aussi, à Paris et en province, chez tous les marchands d'Eaux minérales et dans les bonnes pharmacies.

Le régisseur de l'Etablissement s'empresse de donner, par correspondance, tous les renseignements qui lui sont demandés tant sur les Eaux que sur l'Hôtel.

DRAGÉES

FERRO-MANGANÉSIENNES CRÉNATÉES

DE

VITTEL (Vosges).

Les sources ferrugineuses de Vittel ont formé un immense dépôt de poudre impalpable, de couleur ocracée, et qui n'est autre chose que la réunion de tous les principes minéralisateurs qu'elles contiennent. MM. Ossian Henry, membre de l'Académie impériale de médecine et chef de ses travaux chimiques, et Filhol, professeur de chimie à la Faculté des sciences de Toulouse, lauréat de l'Institut, etc., qui en ont fait l'analyse, ont constaté, outre le fer, la présence en quantité notable du *manganèse*, de la *magnésie*, de l'*iode*, des *acides crénique* et *apocrénique*, de tous les éléments enfin qui font la base de toute médication anti-chlorotique et anti-anémique.

ANALYSE DE L'ACADÉMIE DE MÉDECINE.

Dépôt anhydre 100 grammes.
Carbonate de magnésie. . . . . . .
    Id.   de chaux (parties à peu près   21ᵍ39ᶜ
          égales). . . . . . .
Acides crénique et apocrénique.. . .   3,85
Sesquioxide de manganèse..   14,54
Sesquioxide de fer.   55,95
Silice.   4,27
Principe arsenical. , ... *très-sensible.*

                        100ᵍ00ᶜ

Chaque dragée est du poids de 0, 15 sans sucre.

Les *Dragées de Vittel*, qui ne sont autre chose que des pilules faites avec ce dépôt naturel et recouvertes d'une légère couche de sucre, peuvent recevoir les applications les plus variées , à cause de la variété des principes qui la composent. Les premiers médecins de Paris et de la province les emploient journellement avec un succès constant dans le traitement de la *chlorose*, des *suppressions* des *pâles couleurs*, de la *faiblesse constitutionnelle*, des *affections gastro-intestinales*, et dans tous les *états maladifs*, *qui ont pour cause ou pour effet l'appauvrissement du sang*.

Elles ne tardent pas à réveiller l'appétit, à régulariser toutes les fonctions et à rétablir les forces. Elles remplacent avec avantage les pastilles de Vichy dans tous les cas où celles-ci sont prescrites.

D'un effet au moins aussi sûr que celui des diverses préparations ferrugineuses pharmaceutiques, le produit naturel de Vittel leur est incontestablement supérieur sous bien des rapports.

Ainsi, il est admirablement digéré, aux doses les plus élevées, par les personnes dont l'estomac ne peut pas tolérer l'em-

ploi des autres ferrugineux : — il est lé-
gèrement laxatif, alors que l'inconvé-
nient des préparations pharmaceutiques
est de produire la constipation. — Enfin
les *Dragées de Vittel* sont de véritables
bonbons que les enfants et les femmes
les plus délicates prennent avec plaisir,
et le seul ferrugineux que l'on ne soit
pas obligé d'avaler comme des pilules,
ou qui ne laisse pas dans la bouche le
goût astringent et désagréable de l'encre.

Les médecins les prescrivent en général
à la dose de 10 ou 12 par jour, que l'on
peut prendre à toute heure de la journée,
soit à jeun, soit avant, soit après les repas.

N. B. Il est mieux de croquer les dragées que de les laisser fondre dans la
bouche.

La Boîte de 100 Dragées : 2 Francs.

PRISES

DU

Dépôt ferrugineux de Vittel.

Le dépôt ferrugineux de Vittel est aussi livré au public, sous sa forme naturelle, dans des boîtes renfermant 10 petits flacons qui contiennent chacun 2 grammes de dépôt. Il peut être pris ainsi, soit dans le potage, soit dans du café au lait ou tous autres aliments, auxquels il ne communique aucune saveur. Prix de la boîte : 2 fr.

Toulouse, imp. A. Chauvin.

Les Eaux minérales, les dragées et les produits de Vittel se trouvent à

chez